UNIVERSITÉ DE LYON

Faculté de Médecine et de Pharmacie

La CRYOSCOPIE et ses APPLICATIONS
biologiques et cliniques

PAR LE

DR H. BORDIER

PROFESSEUR AGRÉGÉ DE PHYSIQUE MÉDICALE

Leçon recueillie par M. Th. NOGIER

Préparateur du Cours

LYON

IMPRIMERIE A. MAISONNEUVE

41, Passage de l'Hôtel-Dieu

1903

Cryoscopie

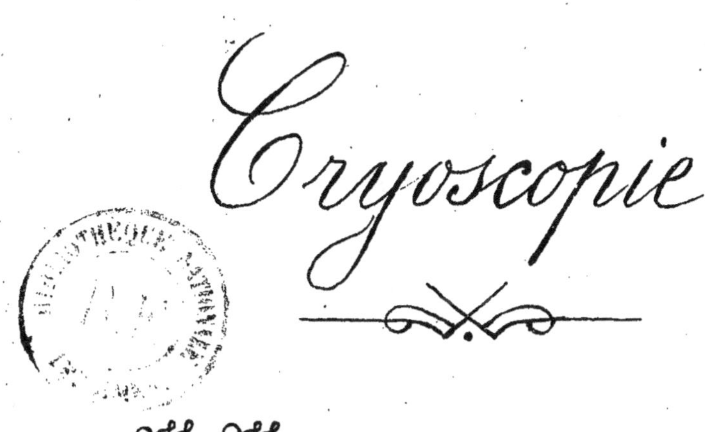

M. M.

Vous avez vu, dans la dernière conférence, les lois relatives à la fusion et à la solidification des corps. Je vous ai montré par diverses expériences l'anomalie apparente que présentent certains corps qui peuvent conserver l'état liquide à une température bien-inférieure à leur point de solidification. Voici un petit instrument qui va servir à résumer ce que j'ai dit et à établir la transition naturelle entre notre dernière leçon et le sujet que nous allons aborder aujourd'hui.

Il se compose d'un thermomètre entouré d'une chemise de verre A qui contient une certaine quantité d'eau distillée bouillie. Je place cet appareil dans ce mélange de glace et de sel marin. La température s'abaisse rapidement. Suivons la marche descendante du thermomètre t : le voici à $-2°$, $-5°$, $-7°$ et vous voyez que l'eau de l'ampoule est encore parfaitement limpide : cette eau est en surfusion. Aucune trace de cristaux de glace. Retirons l'appareil du mélange réfrigérant et agitons-le légèrement : aussitôt l'eau se prend en masse. Pendant ce temps le thermomètre ne reste pas à $-7°$. Il remonte très vite à zéro, température de la glace fondante à laquelle il se maintient.

Cette expérience, nous allons la répéter dans un instant lorsque nous ferons une détermination cryoscopique.

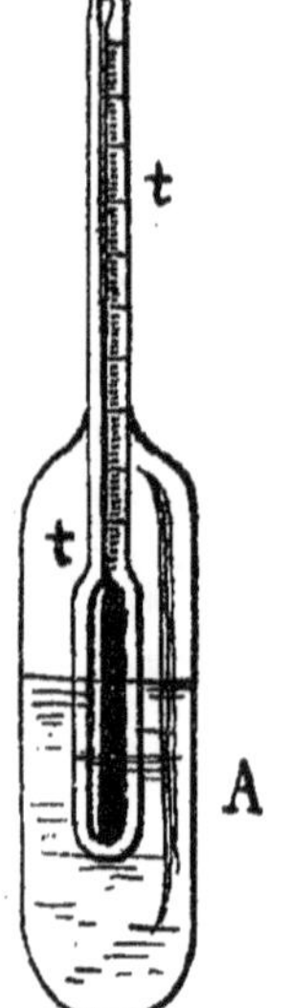

Fig. 1

Le mot de « cryoscopie » signifie littéralement comme l'indique son étymologie ($τὸ$ $κρύος$, la glace ; $σκοπέω$-$ῶ$, examiner) « examen de la glace ». Il a été employé pour la première fois par Raoult dans une communication à l'Académie des Sciences, le 22 juin 1885.

L'objet de la cryoscopie est la <u>mesure</u> de la température de solidification des liquides purs ou tenant en dissolution une quantité connue d'autres corps et l'étude de toutes les <u>conséquences</u> que l'on peut tirer de ces mesures.

Depuis longtemps on a remarqué que l'eau qui tient en dissolution des sels ne se prend en glace qu'à une température inférieure à celle qui n'en contient pas.

Vous savez tous que l'eau de la mer se congèle bien après celle des fleuves et des étangs et que lors de la débâcle les glaçons fondent vite au contact de l'eau salée.

Ce phénomène permet aux végétaux de résister à une température un peu inférieure à zéro sans courir de danger, car la sève qui charrie des substances chimiques ne se congèle qu'au-dessous de cette température.

Le corps dissous semble s'interposer entre les molécules du dissolvant pour les empêcher de se réunir, de se grouper en un bloc solide. L'action réfrigérante nécessaire pour la solidification devra donc être plus intense

Je vous ferai remarquer, Messieurs, que lorsqu'on parle de la <u>congélation d'une solution</u> on emploie un terme inexact. Le corps solide qui se forme n'est pas de la glace contenant une certaine partie du sel dissous, un « cryohydrate », comme le soutenait Guthrie en 1875. C'est de la <u>glace pure</u>. Vous comprenez dès lors pourquoi l'abaissement de température doit être plus grand lorsqu'on cherche à faire congeler une solution :

Dans un <u>premier temps</u> le froid sert à <u>séparer</u> l'eau dissolvante du corps dissous,

dans un <u>second temps</u> à <u>congeler</u> cette eau pure ainsi isolée.

Raoult, en étudiant ces phénomènes, trouva que le retard de la congélation est lié d'une part au poids, d'autre part à la grandeur moléculaire des sels dissous. Nous savons maintenant que ce retard est proportionnel au nombre des molécules dissoutes, et, par conséquent, à la pression osmotique de la solution. Dès 1788 un savant anglais, Blagden avait bien établi une loi qui se formule ainsi: « L'abaissement du point de congélation d'une solution est proportionnel à la concentration, c'est-à-dire au poids du sel dissous dans un même poids d'eau. » Mais les divers expérimentateurs, Depretz (1839-1840), Rüdorf (1862-1864), Rossetti (1869), Ponsot, avaient montré qu'elle présentait des inexactitudes d'autant plus grandes que les solutions étaient plus concentrées. L'introduction de la notion moléculaire a permis à Raoult et à Arrhénius de transformer la proposition de Blagden en une loi générale.

Considérons un corps liquide donné et soit t la température à laquelle il se solidifie; si nous dissolvons dans ce liquide un solide, un liquide ou un gaz, sa température de solidification s'est abaissée et est devenue t'. On a convenu de désigner par Δ l'abaissement de température observé; nous avons donc

$$\Delta = t' - t$$

Par exemple l'eau distillée se congèle à 0 degré. Je dissous dans cette eau une certaine quantité d'un sel et je cherche de nouveau le degré de congélation. Je le trouve égal à $-0°,52$. Il y a donc eu abaissement du point de congélation et ici Δ est égal à $-0°,52$ puisque $t = 0$.

Raoult a montré que cet abaissement du point de solidification est un fait aussi général que celui dont je vous parlais il y a un instant lorsque je vous faisais remarquer que la partie qui se solidifie la première dans une solution refroidie est constituée par le dissolvant pur.

A ces deux règles de la cryoscopie on peut, avec Raoult, en ajouter deux autres:

α) Si un liquide est pur, la température reste constante pendant tout le temps de sa solidification. S'il est impur, la température s'abaisse progressivement jusqu'à solidification complète;

β) De deux échantillons inégalement purs d'un même liquide, c'est le plus pur qui se solidifie le premier.

Abaissement moléculaire

Si nous divisons le nombre Δ par p le poids de la substance dissoute dans 100 grammes d'eau nous avons le rapport $\frac{\Delta}{p}$. En multipliant ce rapport par le poids moléculaire M du corps dissous, on obtient un nouveau nombre K qui est <u>constant pour chaque solvant</u>

$$\frac{\Delta}{P} \times M = K$$

Prenons un exemple:

Dans 100 grammes d'eau je fais dissoudre p grammes de la substance étudiée: l'abaissement du point de congélation est Δ. Δ est donné par le thermomètre, p par la balance, K est établi une fois pour toutes pour chaque dissolvant. Vous voyez immédiatement Messieurs, combien il est facile de tirer la valeur de M.

On a cherché la valeur de K pour beaucoup de corps. Le tableau que voici vous en indique quelques-unes.

Br	se solidifie à	7°,32	; K est égal à	83
P	————	44°,2	; ————	384
H^2O	————	0°	; ————	18,5
$C^2H^4O^2$	————	16°,2	; ————	39
C^6H^6	————	4°,95	; ————	50

<u>Procédé pour déterminer le degré cryoscopique</u>[1]

L'appareil le plus simple pour déterminer la valeur de Δ se compose:

1. d'un appareil producteur de froid,

---

(1) Voir pour plus de détails:

Bordier _ Précis de manipulations de physique biologique.

2. d'un thermomètre très sensible ;

3. d'un vase récepteur contenant la substance en
dissolution.

Je ne vous citerai ici que pour mémoire les appareils
très précis mais très compliqués de Raoult et de
Pousot. L'appareil que je vous présente et qu'il est
facile de construire soi-même est bien suffisant pour
les applications médicales qui nous intéressent tout
particulièrement.

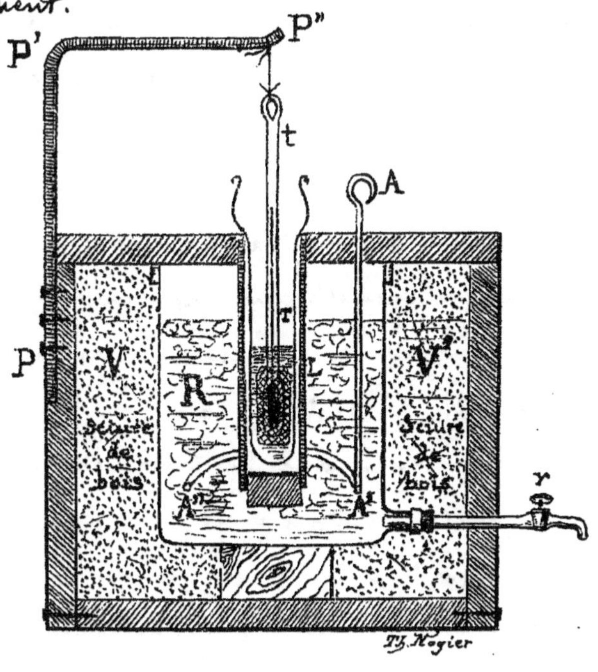

Fig. 2

L'appareil producteur de froid est constitué par le
vase en verre R muni d'une tubulure inférieure dans
laquelle on a placé un tube métallique avec robinet r.
On le remplit de glace concassée en petits fragments
de la grosseur d'une noisette et on le place dans la
caisse en bois VV' remplie de sciure de bois bien sèche.

Lorsqu'on ne veut pas dépasser une température plus basse que $-3°$, on verse sur la glace du récipient **R** une solution de NaCl à $\frac{1}{20}$ et on agite au moyen de la tige de fer AA'A" recourbée en anneau à la partie inférieure. Le thermomètre **t** est divisé en cinquantièmes de degré et permet d'apprécier facilement le $\frac{1}{100^e}$. Il est gradué de $+1°$ à $-3°$. Son réservoir est entouré d'un petit sac en toile métallique de laiton nickelé. Ce sac a un double avantage : il protège la partie inférieure du thermomètre contre les chocs et permet de s'en servir en outre comme d'un agitateur.

Le vase récepteur **T** de la solution à étudier au point de vue cryoscopique est nommé <u>tube laboratoire</u>. Il est en verre mince et il repose, comme vous le voyez, par sa partie supérieure élargie sur les bords d'un tube de laiton **L** qui l'entoure et que l'on remplit d'une solution concentrée de sulfate de cuivre.

L'appareil étant disposé comme l'indique la figure, versons dans le tube laboratoire 25 <u>cent. cubes</u> du liquide à cryoscoper et immergeons dans le liquide le thermomètre de précision que supporte une petite potence en fer PP'P" vissée sur le côté de l'appareil. La température du liquide étudié s'abaisse et vous pouvez voir le thermomètre descendre au-dessous de zéro. Le voilà à $-2°$. Le liquide est donc en surfusion comme dans l'appareil que je vous présentais au début de cette conférence. Pour faire cesser ce phénomène, laissons tomber au sein du liquide un fragment de glace et agitons : le thermomètre remonte et se fixe pendant quelques instants à une température qui est le point de solidification cherché. Nous lisons $-1°,68$; Δ est donc égal à $-1°,68$.

Vous voyez qu'il est facile d'obtenir l'abaissement du point de congélation ou degré cryoscopique.

Applications de la cryoscopie à l'analyse des urines.

Nous nous occuperons plus spécialement des applications pouvant intéresser le médecin et le chimiste. Ne croyez pas, Messieurs, que ces notions soient superflues ; la cryoscopie entre de plus en plus dans la pratique médicale et a pris une place importante parmi les méthodes d'exploration qui viennent éclairer un diagnostic parfois hésitant.

En cherchant la valeur de Δ pour le sérum sanguin et pour l'urine, on a obtenu les chiffres moyens que voici :

pour le <u>sérum</u> $\Delta = -0°,56$,

pour l'<u>urine normale</u> Δ oscille entre $-1°,50$ et $-2°$.

Nombreuses sont les circonstances qui font varier les chiffres relatifs à l'urine. Il en résulte que le rapport $\dfrac{\Delta \text{ urine}}{\Delta \text{ sérum}}$ ou en abrégé $\dfrac{\Delta u}{\Delta s}$ n'est pas constant. Par exemple, on voit après de copieuses libations Δ_u diminuer et tomber même à $-1°$ alors que dans les polyuries nerveuses ce chiffre n'est plus que $-0°,17$.

Vous comprenez par suite, Messieurs, que si Δ_u diminue, le rapport $\dfrac{\Delta_u}{\Delta_s}$ diminue aussi, puisque Δ_u est au numérateur.

C'est ainsi qu'étudiant les variations du quotient suivant les maladies on a trouvé dans le diabète ordinaire sans lésion rénale $\dfrac{\Delta_u}{\Delta_s} = 0,75$ et dans la polyurie tuberculeuse sans altération du rein $\dfrac{\Delta_u}{\Delta_s} = 0,9$. Il est facile, comme vous le voyez, de tirer de l'étude de ce rapport des conclusions très importantes au point de vue du diagnostic et de la thérapeutique à employer.

Vitesse de la sécrétion urinaire.

Mais ce n'est pas là la seule application de la cryoscopie. Elle permet de déterminer la vitesse de sécrétion urinaire lorsqu'on connaît la valeur de Δ.

Koranyi, qui s'est beaucoup occupé de cette question, définit cette vitesse de sécrétion, que nous désignerons par V, le rapport du Δ des urines à la proportion C de chlorures contenue dans 100 grammes de ce liquide. On a donc

$$V = \frac{\Delta}{C}$$

A l'état normal ce chiffre est à peu près constant: il est voisin de $1,7$.

Pour préciser les idées, prenons un exemple. J'ai trouvé pour une urine $\Delta = -1°,50$; le dosage des chlorures contenus dans 100 grammes d'urine m'a donné pour C une valeur de $0^{gr},9$; la valeur de V sera par suite :

$$V = \frac{1,50}{0,9} = 1,66$$

L'urine examinée peut être considérée comme <u>normale</u>. Il n'en va pas de même dans les diverses maladies et l'on voit V varier dans d'assez fortes proportions. C'est ainsi que dans les cas où il y a stase sanguine dans le rein (asystolie par exemple) V peut s'élever jusqu'à 2.

<u>Diurèse moléculaire</u>

La vitesse de la sécrétion urinaire pouvait nous donner déjà d'utiles indications, mais un point plus intéressant encore à étudier, Messieurs, est ce que l'on appelle la <u>diurèse moléculaire</u>.

Vous savez que dans l'urine on peut envisager à côté de l'eau qui ne sert que de véhicule deux sortes de substances :

1° celles qui ne font que traverser notre organisme sans subir de modification, telles que NaCl ;

2° les substances élaborées, « <u>achlorées</u> » comme l'on dit, qui proviennent de la destruction des molécules albuminoïdes et au nombre desquelles nous pouvons citer l'urée.

Par convention, on prend le nombre Δ fourni par l'examen cryoscopique pour représenter le nombre des <u>molécules totales</u> de l'urine. Si pour une urine donnée ou trouve $\Delta = -1°,50$ le nombre des molécules totales est exprimé par 150. La valeur δ du nombre représentant les <u>molécules élaborées</u> s'obtient par différence en retranchant de Δ le nombre des molécules chlorées : le calcul de celles-ci se fait de la façon suivante : une solution de $NaCl$ à 1% se solidifie à $-0°,60$; d'après la même convention, on admet que le chiffre 60 exprime le nombre de molécules de chlorure de sodium contenues dans 100 centimètres cubes d'eau. Si une urine contient p grammes de chlorure de sodium pour 100 centimètres cubes, le nombre des <u>molécules chlorées</u> est égal à $60 \times p$. Il résulte de là que le chiffre δ qui représente le nombre des <u>molécules élaborées</u> est

$$\delta = \Delta - 60 \times p$$

Comme pour le dosage du sucre, de l'albumine, etc. d'une urine, on rapporte les valeurs de Δ et de δ au <u>volume V</u> de l'urine émise en 24 heures et au <u>poids P</u> du sujet : on obtient ainsi les valeurs

1° de la _diurèse moléculaire totale_ $\quad D = \dfrac{\Delta.V}{P}$

2° de la _diurèse des molécules élaborées_ ..... $d = \dfrac{\delta.V}{P}$

A l'état normal D varie entre 3.000 et 4.000, d entre 1800 et 2500.

Exemple : Soit l'urine d'un sujet pesant 70 kilogrammes dont le volume des 24 heures est égal à 1500 centimètres cubes, dont le Δ est égal à $-1°50$, et renfermant $0^{gr}9$ de chlorure de sodium pour 100 centimètres cubes. La valeur de la diurèse moléculaire totale est par suite égale à :

$$D = \frac{150 \times 1500}{70} = 3214$$

La valeur de δ est :

$$\delta = 150 - 0,9 \times 60 = 96$$

La diurèse des molécules élaborées est par suite :

$$d = \frac{96 \times 1500}{70} = 2059$$

Vous voyez combien il est facile de calculer les nombres D et d.

Il est souvent intéressant, Messieurs, pour le médecin de connaître la valeur du rapport des deux diurèses $\dfrac{D}{d}$: ce rapport se réduit à $\dfrac{\Delta}{\delta}$, V et P disparaissant. Ce rapport représente en somme le _taux des échanges moléculaires_ qui s'accomplissent dans le rein. Par un grand nombre d'observations Claude et Balthazard, élèves du professeur Bouchard, de Paris, ont établi qu'à l'état normal $\dfrac{\Delta}{\delta}$ est compris entre 1,49 et 1,69 et que ce rapport se maintient dans un parallélisme assez constant avec la valeur de $\frac{\Delta V}{P}$. Ces auteurs ont dressé un tableau donnant pour diverses valeurs de D, celle du rapport $\frac{\Delta}{\delta}$ à l'état normal. Voici quelques-uns des résultats trouvés par Claude et Balthazard :

Pour D = 6000,	$\frac{\Delta}{\delta}$ ne doit pas dépasser		2,10
——— 5000	———————————		1,9
——— 4000	———————————		1,7
——— 3000	———————————		1,5
——— 2000	———————————		1,3
——— 1500	———————————		1,2
——— 1000	———————————		1,1
——— 500	———————————		1,05

Pour l'urine précédemment étudiée, vous voyez que le rapport $\frac{\Delta}{\delta}$ est égal à 1,5 et comme D a été trouvé égal à 3.214 nous conclurons, d'après le tableau, que cette urine était normale, ce qui est exact. Il nous reste à voir maintenant très brièvement à quoi peuvent servir ces données déduites de l'examen cryoscopique des urines.

Au cours des <u>néphrites</u>, les échanges moléculaires se font moins bien et le rapport $\frac{\Delta}{\delta}$ devient trop fort, δ diminuant.

Chez les <u>urémiques</u>, pour la même raison d est trop faible.

Dans l'<u>asystolie</u> où la dépuration rénale est imparfaite, par suite d'un ralentissement de la circulation, **D** et **d** prennent l'une et l'autre des valeurs trop faibles et si le rein est sain le rapport $\frac{\Delta}{s}$ reste normal. Mais s'il y a altération du rein, s'il y a insuffisance cardio-rénale, l'abaissement des deux diurèses **D** et **d** coïncide avec une valeur trop élevée de $\frac{\Delta}{s}$.

Au cours des <u>affections cardiaques</u>, on peut observer de l'éréthisme du cœur avec hypertension ayant pour conséquence d'élever **D** qui dépasse 4.000.

Dans certaines <u>affections aiguës</u> enfin, dont le type est la <u>pneumonie</u>, il se produit une augmentation de **D** et de **d**, par suite de l'intensité des combustions et le rapport $\frac{\Delta}{s}$ se trouve abaissé en raison de la grande diminution de l'excrétion chlorurée. Mais à la défervescence, la crise éliminatoire des chlorures amène une exagération de la valeur $\frac{\Delta}{s}$. Lesné et Ravaut ont proposé d'utiliser l'étude de ce rapport pour suivre l'évolution des <u>pleurésies</u>.

Vous voyez, Messieurs, que les déterminations cryoscopiques ont d'assez nombreuses applications à la médecine. Ces applications sont utilisées de plus en plus aujourd'hui : elles peuvent fournir au clinicien d'importants renseignements à la condition de savoir en interpréter les résultats pour chaque cas particulier.

C'est parce que vous pouvez être appelés à faire ces analyses cryoscopiques, que j'ai tenu à vous initier à ces récentes acquisitions de l'urologie basées, vous le voyez, sur une expérience de physique : la détermination du point de solidification.

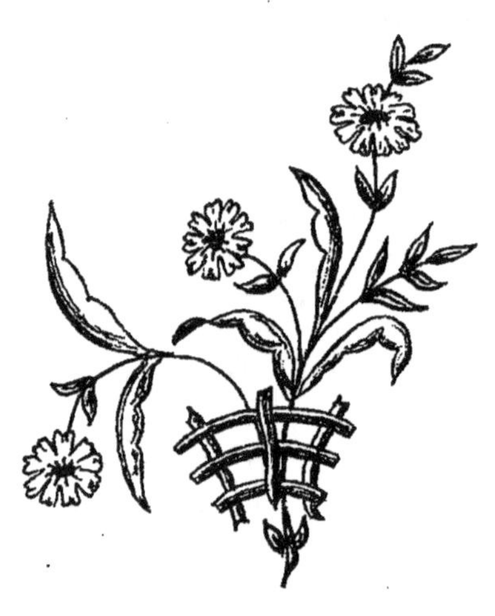

Autographie et dessins
par
Th. Nogier